DE L'EMPLOI

DE L'EAU THERMALE SULFURÉE

DE SCHINZNACH

DANS

LES AFFECTIONS DES VOIES RESPIRATOIRES

PAR

LE Dr ZURKOWSKI

MÉDECIN-INSPECTEUR,
LAURÉAT DE L'ACADÉMIE IMPÉRIALE DE MÉDECINE DE PARIS,
MEMBRE CORRESPONDANT DE LA SOCIÉTÉ DE MÉDECINE DE STRASBOURG,
DE CELLES DE BESANÇON, METZ, NANCY ET NICE,
DE LA SOCIÉTÉ IMPÉRIALE DE MÉDECINE ET DES SCIENCES MÉDICALES DE LYON
ET DE LA SOCIÉTÉ ROYALE DES SCIENCES MÉDICALES ET NATURELLES
DE BRUXELLES, ETC.

Précédé d'un rapport de M. le docteur WILLEMIN, inspecteur-adjoint à Vichy.

STRASBOURG

TYPOGRAPHIE DE G. SILBERMANN.

1867.

DE L'EMPLOI

DE L'EAU THERMALE SULFURÉE

DE SCHINZNACH

DANS

LES AFFECTIONS DES VOIES RESPIRATOIRES

PAR

LE Dr ZURKOWSKI

MÉDECIN-INSPECTEUR,
LAURÉAT DE L'ACADÉMIE IMPÉRIALE DE MÉDECINE DE PARIS,
MEMBRE CORRESPONDANT DE LA SOCIÉTÉ DE MÉDECINE DE STRASBOURG,
DE CELLES DE BESANÇON, METZ, NANCY ET NICE,
DE LA SOCIÉTÉ IMPÉRIALE DE MÉDECINE ET DES SCIENCES MÉDICALES DE LYON
ET DE LA SOCIÉTÉ ROYALE DES SCIENCES MÉDICALES ET NATURELLES
DE BRUXELLES, ETC.

Précédé d'un rapport de M. le docteur WILLEMIN, inspecteur-adjoint à Vichy.

STRASBOURG

TYPOGRAPHIE DE G. SILBERMANN.

1867.

RAPPORT

DE M. LE Dr WILLEMIN

fait à la Société de médecine de Strasbourg (séance du 7 mars 1867)
sur le travail de M. Zurkowski.

~~~~~

Il n'est aucun praticien de notre ville qui ne connaisse par expérience l'eau sulfureuse de Schinznach, réputée depuis longtemps pour le traitement des affections herpétiques et strumeuses. M. le docteur Zurkowski a cherché à étendre le cercle d'application de cette eau. Pourquoi l'emploie-t-on uniquement dans les maladies de la peau? Pourquoi n'y aurait-on pas également recours, comme à plusieurs sources des Pyrénées, pour les affections chroniques de la poitrine?

La priorité de cette revendication n'appartient pas à M. Zurkowski. L'auteur lui-même cite des passages de deux ouvrages bliés en la même année 1865, et où la question se trouve posée. M. le docteur Hemmann [1], médecin des bains de Schinznach, avait dit : « Jusqu'à présent les maladies du poumon ont été rangées pour la plupart dans les contre-indications des eaux de Schinznach; je crois que c'est à tort. » Et ailleurs, p. 59 : « Dans le catarrhe chronique des poumons, l'emphysème (sans maladie du cœur), la bronchiectasie, l'asthme, Schinznach rend de bons services. » Il ajoute, il est vrai, p. 62 : « La bronchite, la tuberculisation des poumons, l'empyème ne doivent pas être traités par ces eaux. »

---

[1] *Les sources minérales de Schinznach et de Wildegg.* Genève 1865, p. 92.

M. le docteur A. Robert dit aussi [2] que «ces eaux sont indiquées contre les catarrhes, qu'ils dépendent d'une constitution herpétique ou qu'ils soient idiopathiques...» P. 52-54: «La laryngite chronique, ainsi que les affections chroniques des bronches et de l'appareil pulmonaire, telles que bronchite, asthme, exsudations pleurétiques, sont modifiées favorablement par l'usage de ces eaux... Quant à l'affection tuberculeuse, on ne craindra plus de la combattre à l'aide de l'eau de Schinznach, appliquée non plus en bains, rarement en boisson, mais à l'état pulvérisé.»

Il fallait à ces assertions le contrôle, je ne dirai pas des faits, — car pour M. Hemmann, ancien praticien de Schinznach, on doit supposer son opinion basée sur l'expérience, — mais d'observations précises; c'est ce tribut que M. Zurkowski, en sa qualité de médecin-inspecteur, s'est proposé d'apporter à la science hydrologique.

Avant de passer ces observations en revue, qu'il me soit permis de m'arrêter un instant à la question de la constitution chimique des eaux sulfureuses, et en particulier de l'eau de Schinznach.

On connaît la division que M. Fontan a introduite dans l'étude de ce groupe si intéressant d'eaux minérales: il distingue les eaux sulfureuses *sodiques* ou *naturelles*, émergeant de terrains primitifs, et les sulfureuses *calciques* ou *accidentelles*, provenant de terrains secondaires ou tertiaires. Une série de caractères différentiels est attribuée à chacune de ces deux classes; ainsi les premières sont peu minéralisées et dégagent de l'azote; les secondes contiennent une assez forte proportion de sels et dégagent de l'acide carbonique et de l'hydrogène sul-

[2] *Notice sur les eaux thermales sulfureuses de Schinznach*. Strasbourg 1865, p. 39.

furé ; les premières, ordinairement thermales, doivent leur propriété au sulfure de sodium ; les dernières, le plus souvent froides, contiennent du sulfure de calcium ou du sulfate de chaux, qui se trouve réduit par le contact des matières organiques.

Bien des hydrologues ont fait remarquer que cette distinction n'est pas aussi fondée en pratique qu'elle le semblerait d'après l'opposition des caractères distinctifs assignés à chacun de ces deux groupes. Pour ce qui concerne Schinznach, si l'on s'en rapporte aux analyses qui avaient cours jusqu'ici, cette source paraît tout naturellement devoir être rangée dans la seconde categorie. En effet, elle provient de terrain calcaire ; elle est fortement minéralisée par rapport à la généralité des sources sulfureuses des Pyrénées, puisqu'avec $2^{gr},50$ de parties solides par litre elle est dix fois plus riche en sels que Baréges, Luchon ou Cauterets ; au lieu de l'azote dégagé par ces dernières eaux, c'est de l'hydrogène sulfuré et de l'acide carbonique qui s'échappent en abondance à Schinznach, où l'on retrouve une notable proportion de sels de chaux.

Voici pourtant une première difficulté, c'est que cette eau est chaude ; elle a une température d'environ 35°, voisine de celle de Saint-Sauveur, de Bonnes, de La Raillère (à Cauterets). De plus, il résulte d'analyses nouvelles faites en 1865 par M. Grandeau [1], qu'outre l'hydrogène sulfuré, l'eau de Schinznach contient un sulfure fixe, soit, en supposant le soufre combiné au sodium, $0^{gr},0086$ de sulfure de sodium par litre. Il ne faudrait pas regarder cette sulfuration comme trop faible, puisqu'elle se rapproche beaucoup de celle, par exemple, des Eaux-Chaudes (0,009). Par son abondant dégagement de gaz

---

[1] *Annales de la Société d'hydrologie médicale de Paris*, t. XII, p. 356.

sulfhydrique, l'eau de Schinznach appartiendrait donc à la seconde classe, et par le sulfure de sodium à la première.
M. Hepp, le savant pharmacien en chef de l'hôpital civil, fait
d'ailleurs observer que cette distinction n'a pas toute l'importance que l'on pourrait supposer, puisque, si l'on fait passer
un courant d'hydrogène sulfuré par une solution contenant des
sels de soude, il se forme toujours du sulfure de sodium. Il
semble rationnel d'admettre avec M. Grandeau que l'eau de
Schinznach, en raison de sa thermalité, provient des couches
profondes du sol, et qu'elle doit sa sulfuration à la réduction
du sulfate de chaux, qui abonde dans cette région.

Quoi qu'il en soit, l'eau de Schinznach pure contient dix
fois la proportion d'hydrogène sulfuré qui existe dans l'eau
Bonnes, et deux fois et demie celle d'Enghien. Elle renferme,
d'après l'analyse de Lœwig, $0^{gr},87$ par litre de chlorure de sodium, tandis que l'eau Bonnes n'a que $0^{gr},34$ de ce sel. N'est-il
pas légitime de par l'analyse chimique, de supposer à une
pareille eau une efficacité analogue à celle de cette dernière
source, qui semble réclamer parmi ses congénères le mono-
pole du traitement des affections pulmonaires?

Si des données théoriques nous passons à l'expérimentation,
que voyons-nous? M. Zurkowski rapporte huit observations
présentées comme spécimen de chacune des séries de faits qu'il
a été à même de constater.

Les trois premières observations sont relatives à des bron-
chites chroniques chez des sujets atteints d'affections cutanées.
Pour les deux premières, l'auteur n'hésite pas à reconnaître
que l'élément pulmonaire était sous la dépendance de la diathèse herpétique; pour la troisième, il admet une simple coïncidence, opinion qui prêterait à discussion. Après avoir pris

l'eau de Schinznach en boisson et en bains, et fait des inhalations deux fois par jour, ces malades, dont les deux premiers firent usage en outre d'eau bromo-iodurée de Wildegg, se trouvèrent tous trois débarrassés à la fin de la cure, et de la bronchite et des manifestations cutanées qui l'accompagnaient.

Quelle a été la suite de l'histoire de ces malades? On l'ignore; M. Zurkowski borne modestement ses prétentions à démontrer «l'action directe, efficace de l'eau de Schinznach dans les affections des voies respiratoires.» J'avoue qu'armé d'un médicament aussi puissant que l'est celui dont notre confrère dispose, mon ambition serait plus grande, et j'aurais la curiosité de rechercher l'effet consécutif, définitif de la cure.

La quatrième observation est intitulée : bronchite chronique idiopathique. Elle se rapporte à un maître de forge âgé de cinquante-deux ans, qui n'avait jamais eu aucune affection de la peau. Ayant contracté un rhume dans le courant de l'hiver, il ne parvint pas à s'en affranchir. A son arrivée à Schinznach l'été dernier, il présentait des râles muqueux et sibilants disséminés, une toux fréquente, une expectoration puriforme abondante (2 bains par jour, à 36°, d'une demi-heure; inhalations deux fois par jour, 3 puis 4 verres d'eau sulfureuse, soir et matin, un grand verre de lait chaud pris à l'étable). Dès les premiers jours, il se déclara une amélioration notable; les forces et l'embonpoint revinrent peu à peu; au bout d'un mois, le malade quitta Schinznach dans l'état le plus satisfaisant. A la fin de janvier de cette année, sa santé continuait à être parfaite.

Cinquième fait : bronchite chronique coïncidant avec des accidents arthritiques. Il s'agit d'un médecin âgé de cinquante ans, qui avait passé pour cette maladie deux saisons aux eaux d'Enghien; il s'en était chaque fois fort bien trouvé; cependant la bronchite revenant l'hiver, il se rendit en 1865 à Schinznach, qui lui procura un succès pareil. L'hiver suivant fut mieux supporté; néanmoins une nouvelle cure fut faite en 1866 à Schinznach, où le malade retourna dès le printemps et où il passa une partie de l'été. « Il fut complétement guéri de sa bronchite et des douleurs erratiques, surtout de celle de l'hypochondre droit, qui depuis l'âge de vingt ans ne l'avait presque jamais quitté. » A la fin de février 1867, ce résultat heureux ne s'était pas encore démenti.

La sixième observation est celle d'une jeune femme de vingt-six ans, d'un lymphatisme très-accentué. Elle se rendit à Schinznach en 1864, souffrant des suites d'une pleuro-pneumonie fort grave : matité à la base et en arrière du poumon gauche; bruit respiratoire presque nul dans le quart inférieur; ni toux ni expectoration. L'eau de Wildegg fut ajoutée à celle de Schinznach, administrée en boisson, en bains et en douches. Succès complet; respiration libre, disparition de tous les signes stéthoscopiques. La guérison s'est maintenue et, de plus, la malade qui souffrait d'un abaissement avec hypertrophie de l'utérus, symptômes que l'on avait combattus par des douches vaginales, répétées deux fois par jour, fut débarrassée de cette fâcheuse complication; « la matrice reprit sa position normale, les douleurs lombaires et hypogastriques, ainsi que la leucorrhée, cessèrent complétement. »

Septième fait : diathèse scrofuleuse, catarrhe pulmonaire; asthme humide, chez un négociant de Paris âgé de quarante-six ans. Ici encore l'eau de Wildegg fut associée au traitement de Schinznach. Les accès de dyspnée, qui souvent se répétaient plusieurs fois par jour, devinrent de plus en plus rares, et à partir de la deuxième quinzaine ne reparurent plus. Au bout

d'un mois, le sujet quitta Schinznach parfaitement remis. Pas
de renseignements ultérieurs.

La huitième et dernière observation est intitulée : phthisie
pulmonaire au deuxième degré. Elle est relative à un Anglais
âgé de trente-deux ans, sans antécédents soit d'hérédité, soit
de maladie antérieure, qui avait commencé à tousser depuis
deux ans. L'affection s'étant incessamment aggravée, il se
rendit à Schinznach au mois de juillet dernier : habitus carac-
téristique, amaigrissement notable, respiration courte, accélérée ; peau chaude, halitueuse ; diminution de sonorité sous
la clavicule droite, pectoriloquie, râles humides, léger gargouillement ; expectoration purulente (eau sulfureuse, depuis
1/2 jusqu'à 3 verres par jour, bain de 10 minutes à une 1/2
heure, longues séances d'inhalation). Après chaque bain, le
pouls, qui était à 90, baissait de 10 à 15 pulsations ; les sueurs
diminuèrent, la toux se calma peu à peu, et les crachats devinrent plus clairs et moins abondants. A la fin de la troisième
semaine, la résonnance était presque redevenue normale, le
gargouillement était remplacé par du râle sec ; l'état général
s'était fort amélioré. Pas d'informations ultérieures.

Si nous récapitulons ces faits, voici ce qu'il nous semble rationnel d'en déduire. Les trois premiers nous montrent, chez
des sujets herpétiques, une bronchite chronique qui a cédé à
la cure sulfureuse, aussi bien que les manifestations cutanées ;
l'auteur n'aspire pas à la guérison radicale de la maladie, il a
seulement pour but de montrer que l'effet immédiat est favorable, et ce résultat nous semble acquis.

La quatrième observation est relative à une bronchite chronique idiopathique persistante, ayant amené un affaiblissement
général inquiétant ; la guérison a été complète et s'est maintenue ; le fait nous semble probant. Le cinquième l'est peut-

être moins, puisqu'il n'a pas fallu moins de quatre saisons, dont la quatrième a été très-prolongée, pour éviter le retour d'une bronchite revenant chaque hiver; cette année du moins elle n'avait pas reparu à la fin de février. Dans la sixième observation il s'agit d'un reste d'épanchement pleurétique que la cure a fait disparaître; dans la septième, d'un asthme avec catarrhe pulmonaire, arrêté du moins à la fin du traitement, et dans la huitième, d'une phthisie pulmonaire avec commencement de caverne, qui au bout de trois semaines était notablement améliorée.

Ces faits, bien qu'en petit nombre, nous semblent appuyer déjà la conclusion de l'auteur, relative au bon effet immédiat de la cure de Schinznach dans les affections chroniques du poumon. Cette station thermale est située dans une jolie contrée, au pied d'un chaînon du Jura; son altitude est de 325 mètres; la température, nous dit-on, y est douce, égale. Ce sont là certainement des conditions favorables au traitement des maladies qui nous occupent. Des salles de pulvérisation et d'inhalation ont été ajoutées aux promenoirs, où déjà l'on pouvait respirer sans fatigue le gaz hydro-sulfuré qui s'y dégage en abondance. Nous formons des vœux pour qu'une expérience plus vaste permette définitivement aux médecins et aux malades de cette région de la France, de remplacer le voyage lointain aux Eaux-Bonnes par celui de Schinznach, qui se trouve entièrement à leur portée.

DE L'EMPLOI

DE L'EAU THERMALE SULFURÉE

DE SCHINZNACH

DANS

LES AFFECTIONS DES VOIES RESPIRATOIRES.

Ce n'est pas sans quelque hésitation que nous abordons un de ces sujets qui, quoi qu'on fasse, présentent toujours un côté épineux. Dans tout travail de cette nature, derrière la question scientifique, les esprits, même les moins prévenus, ne peuvent pas s'empêcher d'en voir poindre une autre, dont le nom seulement ne doit pas être prononcé ici.

A l'époque d'industrialisme où nous vivons, à moins qu'on ne s'enferme rigoureusement dans la science pure, il est presque impossible de toucher à une question pratique quelconque sans se heurter fatalement contre la question économique et sociale, qui en est comme la dernière expression. Cette difficulté générale, inhérente à la matière, se complique ici d'une autre, également due à la force des choses. Le *Pro domo sua* ne vient-il pas se dresser devant nous avec une force irrésistible ?

Sans doute, si nous avions à faire connaître un agent thérapeutique nouveau ou tombé en désuétude, notre embarras eût été grand. Malgré la plus extrême réserve, nous n'aurions pas pu, peut-être, éviter l'écueil. Heureusement il n'en est point ainsi. Celui qui nous occupe jouit d'une notoriété consacrée par une pratique séculaire, mais dont nous voudrions voir étendre les applications jusqu'ici trop restreintes. Nous

voudrions voir élargi le cercle d'attributions d'une médication
dont les succès continus, mais trop spécialisés, ne devraient
nullement exclure ceux d'un autre ordre, que ses analogues
obtiennent ailleurs.

Nous avons donc cru opportun de nous adresser avant tout
à ceux de nos confrères qui ont été à même d'apprécier l'efficacité de l'eau de Schinznach dans des cas spéciaux, dans la
diathèse herpétique ou strumeuse notamment, pour leur démontrer, par des faits probants, l'utilité de ce même agent
dans une autre série d'affections, qui confinent souvent à l'une
ou à l'autre de ces diathèses, et contre lesquelles on ne saurait
trop multiplier les moyens qui offrent quelques chances de
succès.

Bien que ce travail s'adresse plus particulièrement à des
praticiens auxquels les eaux de Schinznach ne sont point étran-
gères, nous ne pouvons néanmoins nous dispenser de signaler
rapidement quelques-unes des propriétés physiques et chimi-
ques de ces eaux.

Les thermes de Schinznach sont situés sous le 25° 48'43"
de longitude, et sous le 47° 25'45" de latitude, à une altitude
de 325 mètres, dans la fertile et riante vallée de l'Aar (rive
droite), à l'extrémité *sud-nord* d'un chaînon du Jura formé de
couches de calcaire jurassique redressées verticalement et
faisant partie, d'après M. Élie de Beaumont, de la chaîne du
Camont, qui se dirige de Besançon à Regensberg, du soulèvement des Alpes orientales.

La source thermale sulfurée, découverte en 1658, sort
d'une faille qui sépare le trias du lias et se trouve sur la même
ligne de soulèvement que les sulfatées et iodo-bromurées des
vallées de l'Aar, de la Reuss et de la Limath. L'eau jaillit de
plusieurs fentes d'un rocher calcaire. A chacun de ses griffons
elle posséderait, suivant M. Jules François, inspecteur général
des mines, une température et un degré de sulfurations iné-
gaux. Captés dans un cuvelage unique, ces jaillissements multiples et contigus donnent par leur réunion une moyenne de

34 à 36 centigrades, une minéralisation très-élevée et un débit de 195 litres par minute. Limpide et inodore au griffon, l'eau prend une teinte verdâtre et dégage l'odeur de gaz sulfhydrique au contact plus ou moins prolongé de l'air. L'ensemble de ses caractères donne lieu de penser que les eaux de Schinznach sont des eaux profondes, sans relations directes avec les couches superficielles du sol.

La première analyse de l'eau de Schinznach remonte à 1663. Depuis, douze autres l'ont suivie à différentes époques. Voici le résumé des trois dernières, faites avec toute la rigueur et la précision qui président aujourd'hui à ces délicates recherches.

D'après l'analyse faite par MM. Bolley et Schweizer, en 1858, par le docteur Grandeau, en septembre 1865, et par M. Gerdy, inspecteur honoraire des eaux d'Uriage, et nous, en août 1866, un litre d'eau de Schinznach renferme :

Grammes.			Gaz.		
0.0086 de monosulfure de sodium.			Acide sulfhydrique. . . .	37cc,8
0.0079	»	de calcium.	» carbonique	90cc,8
0.0021	»	de potassium.	» azote	00cc,0

ou 0,00762 de soufre; 37cc,8 de gaz sulfhydrique, dont la plus grande partie à l'état non combiné.

Après une récente excursion hydrologique aux principales sources de la Savoie et des Pyrénées, M. Gerdy nous a assuré que, Challes exceptée, pas une ne dépasse, si elle égale en sulfuration, celle de Schinznach.

Les recherches nombreuses et variées de M. Grandeau sur ce même sujet, ont amené cet habile chimiste à formuler ainsi son opinion : « La source de Schinznach est l'une des sources sulfureuses chaudes les plus riches que l'on connaisse[1]. »

Si ses conditions heureuses d'altitude, de climat, de minéralisation, si sa richesse de sulfuration et sa teneur surtout en gaz sulfhydrique ont classé la source de Schinznach parmi les plus renommées en Europe, n'y a-t-il pas lieu de se demander : Quelle est la part que la thérapeutique thermale lui a faite dans les affections où son principal élément minéralisateur est spécialement indiqué ? Jusqu'à quel point l'art a-t-il su utiliser

---

[1] *Annales d'hydrologie médicale*, t. XII. Paris 1866.

une de ces médications puissantes, dont la nature n'est pourtant pas trop prodigue, même sous des latitudes et dans les régions les mieux favorisées?

Des deux classes d'affections: celles de la peau et celles des muqueuses, qui se partagent la médication sulfurée-thermale, l'une abonde à Schinznach, l'autre s'y rencontre peu. Est-ce que les dermatoses et les catarrhes ne devraient pas en être tributaires à titre et à part égaux?

Autant, et plus peut-être que dans bien des eaux sulfurées, on voit affluer à Schinznach les maladies de la peau les plus variées, les plus rebelles et les plus graves. Pendant la dernière saison, nous y avons observé plusieurs *lupus*, dont un nous a été adressé par M. Bazin. Le succès a dépassé notre attente. Une *lèpre tuberculeuse*, contractée à Java par un Européen, il y a six ans, et arrivée à la seconde période, a été considérablement amendée après un mois de traitement, assez incomplet du reste. Les tubercules et les taches diminuèrent rapidement, et l'anesthésie pathognomonique des membres inférieurs, qui préoccupait le plus le malade, disparut si bien, que celui-ci, se croyant tout à fait guéri, avait résolu, malgré tous nos avertissements, de retourner sous les tropiques.

De tels faits, se renouvelant depuis un grand nombre d'années, ont fait attribuer à la source de Schinznach une sorte de *spécificité* d'action contre les dermatoses, et c'est ainsi qu'on a cru devoir concentrer empiriquement et exclusivement toutes ces indications sur un seul ordre d'affections.

Mais si, malgré tous les progrès de l'hydrologie médicale, on est encore bien forcé de faire à l'inconnu une part assez large en thérapeutique thermale aussi bien qu'en thérapeutique ordinaire, ce ne doit-il pas être le devoir et la tâche de chacun, dans sa sphère d'action et dans la mesure de ses forces, de dissiper les obscurités et de soustraire à l'empirisme le plus que l'on peut, en levant au moins un coin du voile qui nous cache la raison des choses?

Non, pour expliquer l'efficacité de l'eau de Schinznach, il n'est nullement besoin de l'hypothèse d'une vertu spécifique, qui n'explique d'ailleurs rien. Sa composition chimique nous rend suffisamment compte de ses effets thérapeutiques. Son énergie d'action est en rapport parfait avec sa puissance de sulfuration.

Or, le soufre y étant aussi abondant à l'état gazeux qu'à l'état liquide, pourquoi le contact du gaz sulfhydrique avec la muqueuse des voies respiratoires n'exercerait-il pas sur elle la même influence qu'exerce le contact de l'eau sur la surface cutanée? Ou plutôt, cette eau, telle que la nature nous la fournit, avec ses sels et ses gaz, ne doit-elle pas avoir la même efficacité, dans les affections des muqueuses, pulmonaires, surtout, que dans celles du tégument externe? Mais, dira-t-on, dans ces dernières une cause particulière, spéciale, domine tout; la lésion, avec toutes ses variétés de siége, de forme, d'aspect, d'intensité, n'en est que la manifestation extérieure. La diathèse herpétique étant l'essence même de toutes les dermatoses, c'est à elle que le traitement sulfuro-thermal s'adresse spécialement. Le succès qui en résulte ne peut donc être attribué qu'à cette spécialisation uniquement.

Sans prétendre, avec M. Pidoux, que dix-neuf sur vingt maladies chroniques sont d'origine herpétique, on ne saurait nier qu'un grand nombre d'affections des voies respiratoires, les catarrhes bronchiques et l'asthme humide notamment, ne soient sous la dépendance de l'herpétisme, ne coïncident ou n'alternent avec ses manifestations ordinaires. Nous en possédons plusieurs exemples fort remarquables.

Mais il ne s'ensuit nullement qu'on doive faire à l'herpétisme une part exclusive dans nos cures. Car nous possédons aussi des cas d'affections pulmonaires, ou purement idiopathiques, ou relevant des diathèses arthritique, scrofuleuse, tuberculeuse même, qui se sont non moins bien trouvées du traitement sulfuro-thermal de notre source.

Nous voudrions pouvoir exposer ici tous ces faits. Mais ce

serait dépasser de beaucoup les limites de ce travail. Nous
sommes donc forcé de nous borner à rapporter un spécimen
de chacune de nos séries, témoignant du résultat également
favorable dans chacune d'elles.

Obs. I. *Diathèse herpétique ; catarrhes pulmonaires fréquents ;
ophthalmie palpébrale ; coryza ; leucorrhee : alternants.*

Mlle de L., de Paris, âgée de six ans, nous a été adressée, en
juin dernier, par M. Henri Roger, avec le signalement qu'on vient
de lire.

Depuis sa naissance, cette enfant est sujette à des catarrhes
pulmonaires fréquents, alternant avec des blépharites, du coryza
et de la leucorrhée. Toutes ces manifestations morbides se trou-
vant réunies chez elle actuellement à des degrés divers, nous
l'avons soumise au traitement suivant :

Un verre à Bordeaux, d'eau de Wildegg (iodo-bromurée), avant
chaque repas. Deux bains et deux inhalations par jour.

Le résultat en fut très-favorable, sous le double rapport de
l'état général et des phénomènes locaux. Le coryza et le catarrhe
pulmonaires, qui étaient les plus saillants de ces derniers, à l'arrivée de Mlle de L. à Schinznach, avaient complétement cédé à
la fin de la saison. Et l'enfant, qui s'était assez mal trouvée, l'an
dernier, d'une saison aux bains de mer, doit nous être ramenée
l'année prochaine, afin de soutenir et de consolider une cure si
heureusement commencée.

Obs. II. *Bronchite chronique de nature herpétique.*

Mme D., de Paris, âgée de cinquante-deux ans, rentière, d'un
tempérament lymphatique, a été atteinte, il y a trois ans, à l'é-
poque de la ménopause, d'un eczéma derrière les oreilles et sur
le dos des mains, qui céda à un traitement approprié, après trois
mois de durée.

Bientôt après, à l'entrée de l'hiver, Mme D. fut prise, sans
cause connue, d'une toux fréquente avec expectoration abondante de mucosité d'abord, puis de crachats muco-purulents. Cet
état ne cessa qu'au bout de quatre mois de soins assidus. Vers le

printemps suivant, l'eczéma reparut sur les parties primitive-
ment affectées, dura tout l'été, céda enfin et fut suivi de nouveau, dès l'automne, d'une affection bronchique, laquelle, après
une durée moins longue que celle de l'hiver précédent, fit place à
une troisième réapparition de l'eczéma. Cette fois, l'affection
bronchique résista à tous les moyens. Une bronchite qui s'était
déclarée dans le courant de l'hiver, présentant la même ténacité,
la malade nous fut adressée à Schinznach, au commencement du
mois d'août dernier.

État actuel. Mme D. a ses deux mains tuméfiées, rouges, re-
couvertes de croûtes verdâtres et humides. Elles sont le siège de
chaleur, de douleur et d'un suintement continuel. Les glandes
sous-axillaires sont légèrement engorgées. Quelques granula-
tions d'herpès guttural.

Poitrine. Sonorité normale ; râles sonores, graves ; quelques
râles sibilants des deux côtés, en arrière surtout ; expectoration
muco-purulente abondante, principalement le matin. Pouls normal. État général assez satisfaisant.

Prescription : Un verre d'eau sulfurée une heure avant chaque
repas. — Un petit verre d'eau de Wildegg, matin et soir. — Bain
sulfureux, d'une demi-heure, à 35°, tous les matins. — Inhalation pendant une demi-heure, deux fois par jour, dans la salle de
pulvérisation, en exposant en même temps les mains à l'action
de l'eau pulvérisée.

Vers la fin de la première semaine de ce traitement, on a déjà
pu constater une amélioration notable dans l'ensemble de tous
les symptômes. La tuméfaction, la rougeur, la douleur, ainsi que
la sécrétion herpétique des mains et des oreilles, diminuèrent
sensiblement. La toux se calma et les crachats devinrent moins
abondants et moins opaques. Continuation du traitement. Deux
bains et trois verres d'eau par jour. L'amélioration marcha rapidement, et au bout d'un mois de traitement très-régulièrement
suivi, Mme D. quitta Schinznach, guérie à la fois de son eczéma
et de sa bronchite.

Ce fait, comme celui qui précède, est assurément un des
types les plus complets d'une affection herpétique à répétition
et à double manifestation. On a vu que l'eczéma a d'abord

précédé la bronchite, et qu'après s'être, à plusieurs reprises, succédées et suppléées, les deux lésions ont fini par marcher simultanément avec la même intensité et la même opiniâtreté. Or, si le recours à un traitement sulfuro-thermal devait jamais avoir été indiqué dans un cas donné, c'était certainement dans celui-ci. Aussi le succès a-t-il répondu d'une manière aussi prompte que complète aux plus justes prévisions.

Reste à savoir jusqu'à quel point il se maintiendra. L'hiver ne ramènera-t-il pas la bronchite, et le printemps l'eczéma?

Il en est, il faut bien en convenir, de la plupart des malades des eaux comme de ceux des hôpitaux. On les perd de vue, et il est souvent fort difficile de suivre l'effet consécutif d'un traitement dont on voudrait établir d'une manière définitive la valeur thérapeutique. Ce sont cependant ces derniers qui forment la base de tout notre édifice clinique, dont, grâce à Dieu, l'amphithéâtre ne fait pas toujours le couronnement. La clinique hydro-thermale a-t-elle le droit de se montrer plus exigeante? — Si, le plus souvent, il ne lui est donné de pouvoir apprécier que des effets immédiats et le résultat actuel, dans la plupart des cas cela peut et doit lui suffire[1].

Notre travail, au surplus, n'a pas d'autre objet. Nous tenons à le déclarer hautement. La seule chose qui nous importe ici, pour le moment, c'est l'action directe, efficace de l'eau de Schinznach dans les affections des voies respiratoires.

On verra plus loin quelles sont les raisons qui nous obligent à nous renfermer ainsi dans ces strictes limites.

OBS. III. *Bronchite chronique coïncidant avec une affection herpétique.*

M. E. C., de Paris, âgé de quarante-deux ans, rentier, d'une bonne constitution et d'une bonne santé habituelle, sans antécédents d'hérédité, vit survenir, pendant le printemps de 1864, sur

---

[1] Depuis, nous avons pu constater, en avril dernier, que la guérison de Mme D. ne s'était point démentie.

la région métatarsienne de son pied droit, un érythème, avec de légères nodosités remontant le long de la jambe du même côté. Cette affection céda, au bout de trois mois, au repos et à un traitement approprié. L'été suivant, elle reparut.-En même temps, il se déclara une toux opiniâtre, avec expectoration de matières muco-purulentes abondantes et de fréquentes palpitations du cœur. Ce ne fut qu'après plus de cinq mois de soins assidus qu'on parvint à se rendre maître de ces accidents.

Dans le courant de l'hiver dernier, nouvelle réapparition plus intense, plus opiniâtre. Les principales fonctions se troublèrent peu à peu. Le sommeil devint rare, l'appétit languissant ; digestions pénibles ; de l'amaigrissement s'ensuivit et les forces diminuèrent progressivement.

C'est dans cet état que M. E. vint à Schinznach, en juillet dernier.

A l'examen : Sonorité normale ; râles sonores, muqueux, sibilants, nombreux, dans toute l'étendue de la poitrine. Expectoration muco-purulente abondante, le matin surtout; battements du cœur variables d'intensité et de fréquence, entre 70, 90 à 110, sans bruits anormaux; essoufflements, dyspnée. L'érythème est étendu sur toute la face dorsale du pied droit; légères nodosités le long de la jambe.

Prescription : Trois verres d'eau sulfurée par jour. — Bain d'une demi-heure, à 35°, tous les matins. — Douche générale de cinq à dix minutes, à 38°, le soir. — Inhalation pendant une heure, deux fois par jour.

A partir du huitième jour de ce traitement, la toux se calma et les crachats devinrent plus clairs, muqueux et moins abondants. Les battements du cœur commencèrent à se régulariser, le sommeil et l'appétit à revenir, les digestions à se bien faire, et les forces à se raffermir.

Traitement *ut supra ;* deux bains par jour.

L'amélioration marcha progressivement et rapidement; à la fin de sa saison, M. E. était débarrassé, à la fois, et de sa bronchite et de son érythème, et nous quitta en parfaite santé.

Y avait-il dans ce cas deux affections distinctes, ou bien une seule et même affection à siége et à formes multiples ? L'ensemble des phénomènes morbides observés, était-il sous la dépendance exclusive de l'herpétisme, ou n'y avait-il que coïncidence? Ce n'est pas un simple problème nosographique que nous posons là. C'est une question essentiellement pratique, une question d'indication.

En effet, si l'affection herpétique, qui d'abord a précédé la bronchite, qui ensuite a reparu avec elle, et qui enfin a disparu en même temps qu'elle, devait être considérée comme la cause directe, prochaine de tous les troubles locaux et généraux, l'indication était formelle : la médication sulfurée thermale s'imposait alors en quelque sorte forcément, et c'est bien à l'herpétisme à en revendiquer tous les bénéfices.

Si, au contraire, cette bronchite était indépendante de l'affection herpétique, alors, en présence du résultat du traitement, ou le *natura morborum* se trouve en défaut, ou bien on est forcé d'admettre l'efficacité de notre agent thérapeutique, en dehors même de l'herpétisme.

On a vu que nous nous sommes prononcé pour la coïncidence; non pas que cette manière de voir nous soit nécessaire pour les besoins de la cause, mais parce qu'elle est fondée sur des raisons cliniques. Une bronchite chronique de nature herpétique n'eût pas présenté la même gravité, ni donné lieu à une telle perturbation générale.

Il est vrai que l'on voit quelquefois des accidents très-graves, redoutables, être la conséquence d'un exanthème; mais on sait que ce n'est que dans des cas de disparition subite de ce dernier, de répercussion. Tandis que lorsqu'une maladie interne marche simultanément, et surtout chroniquement, avec une affection cutanée dont elle dépend réellement, elle n'a d'ordinaire que fort peu de retentissement dans le reste de l'organisme.

Or, la gravité de la bronchite qui nous occupe, les troubles généraux auxquels elle a donné lieu, prouvent suffisamment qu'elle n'avait avec l'herpétisme qu'un simple rapport de coïncidence.

Ce n'est donc point à une action spéciale, élective sur la

diathèse herpétique que l'efficacité de l'eau de Schinznach doit être attribuée exclusivement.

C'est ce que les faits qui vont suivre nous démontreront avec la dernière évidence.

OBS. IV. *Bronchite chronique idiopathique.*

M. T., âgé de cinquante-deux ans, directeur d'une usine métallurgique dans les environs de Besançon, ayant toujours joui d'une bonne santé et mené une vie fort active, a pris un rhume dans le courant de l'hiver dernier, et a continué à se livrer à ses nombreuses et pénibles occupations. Le défaut de soins et de toutes précautions hygiéniques ne manqua pas d'aggraver ce rhume. La toux devint de plus en plus fréquente et opiniâtre, l'expectoration abondante; un mouvement fébrile suivit, à la longue, la moindre fatigue; oppression; amaigrissements; faiblesse générale progressive. Forcé de renoncer à ses occupations, M. T. se rendit à Schinznach, où il nous fut adressé par M. le docteur Druhen aîné.

M. T. est très-émacié; peau chaude et sèche, mais ne présentant sur aucune partie de sa surface nulle trace d'une éruption quelconque, que le malade assure d'ailleurs n'avoir jamais eue. Pouls de 90 à 95. Sonorité parfaite dans toute l'étendue de la poitrine. Râles muqueux nombreux dans beaucoup de points, et sibilants dans quelques autres. Toux fréquente; expectoration abondante de crachats puriformes. Sensation d'une douleur presque continue le long du sternum. Essoufflement; dyspnée. Faiblesse générale assez prononcée.

Prescription : Deux bains sulfureux à 36°, d'une demi-heure, soir et matin. — Inhalation deux fois par jour. — Trois, puis quatre verres d'eau sulfurée dans les vingt-quatre heures. — Soir et matin, un grand verre de lait tout chaud, pris à l'étable.

Ce traitement, scrupuleusement suivi, a amené dès les premiers jours un abaissement notable du pouls et dans la quantité de l'expectoration. La toux diminua peu à peu d'intensité et de fréquence, et les crachats, de puriformes, devinrent muqueux. A mesure que la sécrétion bronchique diminuait, les forces et l'embonpoint commençaient à revenir. A la fin de la saison (un

mois environ), tout rentra dans l'ordre, et M. T. quitta Schinznach dans un état des plus satisfaisants.

Au moment où nous écrivons ces lignes (fin avril), nous ap-
prenons que M. T. est complétement guéri, sans avoir suivi aucun traitement depuis son retour de Schinznach.

Voilà donc une bronchite chronique, sans relation prochaine
ni éloignée avec une diathèse quelconque, ayant offert déjà,
après plusieurs mois de durée, quelques symptômes non équi-
voques de fièvre hectique, qui, en une saison, a été complétement guérie par la médication sulfuro-thermale de notre
source.

On dira peut-être (ce qui s'applique d'ailleurs à beaucoup
de malades des eaux) que le changement de lieu, de milieu,
le repos, l'abstention de toute occupation et préoccupation
ont pu avoir la plus large part dans cette prompte guérison.
Mais nous rappellerons, d'une part, que, depuis plusieurs
mois déjà, le malade avait renoncé forcément à toutes ses occupations, et nous ferons remarquer, d'autre part, par quelle
gradation successive s'était opéré le retour à la santé.

Après chaque inhalation, et dès le début, la toux s'apaisait
et l'expectoration diminuait de quantité et d'opacité. De plus,
après chaque bain, nous avons constaté un abaissement du
pouls, oscillant entre 8, 10 et 15 pulsations, jusqu'à son retour définitif au type normal. Nous reviendrons ailleurs sur ce
dernier phénomène, très-remarquable et constant, dénotant
l'effet hyposthénisant immédiat de notre source.

Obs. V. *Bronchite chronique coïncidant avec des accidents*
arthritiques.

Un médecin de nos amis, le docteur A., âgé de cinquante ans,
habitant la Lorraine, arthritique héréditairement, a été sujet,
depuis l'âge de vingt ans, à des douleurs rhumatoïdes erratiques
articulaires, musculaires, viscérales, dans l'appareil biliaire
surtout. Quoique jamais alité ni arrêté, il suivit différents traitements, fréquenta différentes stations thermales, et ne trouva

de soulagement réel que dans l'hydrothérapie, qu'il continua pendant une dizaine d'années, à la belle saison.

Il y a quinze ans, il eut une bronchite qui dura tout un hiver et finit par céder aux sudations suivies de lotions froides. Au printemps de 1863, à la suite d'un refroidissement, il fut pris de nouveau d'un rhume, que ses nombreuses occupations professionnelles ne lui permirent pas de soigner.

Faute de temps de se livrer, ainsi qu'autrefois, aux pratiques des sudations et des lotions, il voulut, comme plus expéditif, reprendre l'usage des douches froides, en prit une, s'en trouva mal et laissa marcher son rhume. De grandes fatigues et de vives émotions morales dépressives s'y joignant, altérèrent rapidement et profondément sa santé.. Toux fréquente, opiniâtre; expectoration abondante, puriforme, parfois sanguinolente. Douleur sourde, profonde, continue entre les deux épaules. Mouvements fébriles fréquents vers le soir. Amaigrissement; faiblesse excessive; essoufflement et vertige nerveux pendant la marche la plus courte.

Forcé de renoncer à ses occupations, il allait se rendre aux Eaux-Bonnes; mais, arrivé à Paris, il ne put continuer son voyage. Il se décida pour Enghien, se fit ausculter par M. Andral, qui diagnostiqua une simple bronchite chronique, attribuant le profond ébranlement de l'organisme aux influences morales, et approuva le choix des eaux. Le docteur de Puisay, inspecteur de la station d'Enghien, porta le même diagnostic et prescrivit le traitement suivant : Trois verres d'eau à la source; un bain d'une demi-heure. — Une douche de cinq minutes. — Deux inhalations par jour. — Le malade ne put prendre ses bains, sans tousser, qu'à 38° centigrades.

Ce traitement, continué pendant un mois, fut suivi d'un excellent résultat, et le docteur A. put reprendre bientôt ses occupations. Les courses et les fatigues de l'hiver ayant ramené la toux, notre malade retourna à Enghien, où il ne put rester que huit jours, et s'en trouva néanmoins fort bien. L'hiver suivant, troisième récidive de la bronchite.

Cette fois, le docteur A. se rendit à Schinznach, en juillet 1865, où il suivit le même traitement qu'à Enghien, et avec le même succès. Quoique l'hiver suivant fût mieux supporté, notre malade retourna, au printemps dernier, à la même station de Schinznach, y passa une partie de l'été, y suivit un traitement très-complet et en éprouva un bien-être qu'il n'avait pas connu depuis bien des années. Car non-seulement il se sent complétement débarrassé de sa bronchite, mais encore il n'éprouve plus aucune de ces douleurs erratiques, et surtout celle de l'hypochondre droit, qui depuis l'âge de vingt ans ne l'a presque jamais quitté. Ajoutons que nous sommes à la fin d'avril, et cette cure remarquable ne s'est pas encore démentie un seul instant.

Nous établirons plus bas un parallèle entre la station thermale sulfurée de Schinznach et celles des plus réputées pour le traitement des affections pulmonaires. Qu'il nous suffise, pour le moment, d'avoir montré, par le fait qu'on vient de lire, qu'elle ne le cède en rien à celle d'Enghien, dont la réputation est fondée de longue date et à très-juste titre.

Obs. VI. *Lymphatisme. Convalescence pénible d'une pleuro-pneumonie ; adhérences anciennes ; engouement à la base du poumon gauche. Leucorrhée.*

Mme B., de M., âgée de vingt-six ans, d'un tempérament lymphatique fortement accusé, d'une bonne santé habituelle, placée dans les meilleures conditions hygiéniques, a été atteinte, au commencement de l'hiver de 1865, d'une pleuro-pneumonie fort grave du côté gauche. Le rétablissement a été long et la convalescence pénible. L'été suivant, Mme B. vint à Schinznach, dans l'espoir d'une guérison définitive.

Mme B. se plaint d'avoir conservé depuis sa maladie aiguë, à la partie inférieure de la poitrine, du côté gauche, une douleur fixe qui ne lui permet pas, comme elle dit, de prendre toute sa respiration, et lui fait éprouver de l'essoufflement pendant la marche précipitée ou ascensionnelle. — La percussion donne un son clair dans toute l'étendue de la poitrine, excepté à la base du poumon gauche et en arrière, où il y a matité presque complète sur une hauteur de quatre travers de doigt environ. Bruit respiratoire puéril dans les trois quarts supérieurs du poumon du même côté, presque nul dans le quart inférieur. Plus de toux ni

d'expectoration. Toutes les fonctions s'accomplissent d'une manière normale. Un peu de faiblesse générale.

Ce cas nous paraissait offrir une double indication : fortifier la
constitution, d'une part, et agir sur la lésion locale, d'autre part.
Nous prescrivîmes en conséquence un verre d'eau de Wildegg
avant chaque repas, et un bain d'une demi-heure à une heure
tous les jours, précédé d'une douche moitié générale et moitié
loco dolenti, de cinq à dix minutes progressivement.

Ce traitement fut couronné d'un succès complet. Après la
dixième douche, la douleur a disparu. A la fin de la saison, plus
de signes sthétoscopiques morbides; la respiration s'effectuait li-
brement et largement, et les forces générales récupérèrent toute
leur intégrité. Cette guérison ne s'est point démentie depuis.

Ajoutons que Mme B. a toujours été dysménorrhéique; qu'elle
s'était mariée très-jeune, et qu'à vingt ans elle était déjà mère de
deux enfants qu'elle avait allaités elle-même. Depuis ses dernières couches, elle eut un abaissement par hypertrophie de l'u-
térus, avec douleurs lombaires et hypogastriques, et leucorrhée.

Nous lui fîmes prendre, pendant tout son séjour à Schinznach,
des douches vaginales de cinq à dix minutes deux fois par jour,
et les douches générales furent dirigées pendant quelques minutes sur les lombes et l'hypogastre.

Depuis, l'utérus a repris sa position normale, les sensations de
douleurs et de tiraillements ont cessé, et la leucorrhée est complétement tarie.

Obs. VII. *Diathèse scrofuleuse. Catarrhe pulmonaire; asthme
humide; bronchorrhée.*

M. S., âgé de quarante-six ans, présentant tous les attributs
extérieurs d'une constitution strumeuse, négociant à Paris, me-
nant une vie très-active et très-agitée, a été pris, il y a un an,
d'une toux opiniâtre avec expectoration très-abondante de crachats clairs, filants, visqueux. Bientôt, la moindre fatigue fut
suivie d'accès de suffocation, terminés habituellement par un
véritable flux muqueux. Ces accès devenant de plus en plus fréquents, M. S. fut forcé de renoncer à ses occupations, et il vint
à Schinznach, au mois d'août dernier.

Le jour même de son arrivée, nous avons pu être témoin de l'un de ces accès. Pendant qu'il nous faisait l'historique de sa maladie, il fut pris d'une quinte de toux très-violente. Agitation, jactitation, dyspnée, orthopnée; ronchus bruyants à distance. Face vultueuse; pouls très-fréquent, précipité, irrégulier; peau recouverte de sueur profuse. Après un quart d'heure environ de durée, survint une expectoration d'un liquide incolore, filant, transparent, très-abondant (un litre au moins), et tout rentra dans l'ordre.

A l'examen de la poitrine pendant et après l'accès: sonorité normale, nullement emphysématique; râles sonores, graves, sibilants et muqueux dans certains points. État général assez satisfaisant, si ce n'est un léger affaiblissement.

Prescription : Deux à cinq verres progressivement d'eau sulfurée; trois verres à Bordeaux d'eau iodo-bromurée de Wildegg par jour. — Bain à 35°, matin et soir. — Une douche à 38°, de dix minutes, avant le second bain. — Deux inhalations par jour. — Passer une partie de la matinée dans les vastes corridors des bains, où le gaz sulfhydrique se trouve mêlé en justes proportions avec l'air ambiant.

Peu à peu la toux se calma et l'expectoration diminua d'abondance. Les accès de dyspnée, qui revenaient souvent plusieurs fois par jour, devinrent de plus en plus rares, puis ne reparurent plus du tout à partir de la seconde quinzaine du traitement. A la fin de sa saison (un mois), M. S. se trouva parfaitement bien, retourna à Paris et reprit bientôt la direction de ses affaires.

Ici l'effet du traitement a été trop évident pour que nous ayons besoin d'y insister. Nous appelons particulièrement l'attention sur le fait suivant.

OBS. VIII. *Phthisie pulmonaire au deuxième degré.*

M. M., âgé de trente-deux ans, négociant à Londres, sans antécédents d'hérédité ni de maladies antérieures, a commencé à tousser il y a deux ans, ne s'en préoccupa point et continua à vaquer à ses affaires. La toux devenant de plus en plus fréquente, l'expectoration plus abondante et les fonctions géné-

rales moins régulières, il se retira dans un cottage, ne se rendant
en ville que pour les affaires les plus urgentes, et se soumit à
différents traitements. Son état s'étant aggravé considérablement
pendant l'hiver dernier, M. M. quitta l'Angleterre pour se fixer
dans les environs de Genève. Ce changement de climat n'ayant
pas produit l'effet qu'il en attendait, il vint à Schinznach en juillet dernier.

L'habitude extérieure de M. M. est des plus caractéristiques :
amaigrissement notable ; joues et orbites creuses ; pommettes co-
lorées ; yeux brillants ; parole brève ; voix par moments chevro-
tante ; respiration courte, accélérée ; essoufflement ; peau chaude,
haliteuse. Les extrémités des doigts ne sont pas en massue. Les
forces générales sont encore assez bien conservées.

Sous la clavicule droite, jusqu'à la quatrième côte, dans la
fosse sus et sous-épineuse du même côté, diminution de sonorité.
Râles nombreux, humides ; pectoriloquie ; léger gargouillement.
Toux pas trop fréquente. Expectoration purulente (une soucoupe
environ dans les vingt-quatre heures). Point d'hémoptysie. Fonctions digestives assez régulières. Sueurs profuses le matin. Pouls
à 90.

Nous prescrivîmes à ce malade de boire progressivement depuis un demi-verre jusqu'à trois verres d'eau sulfurée par jour.
— Un bain à 36° par jour, de dix minutes d'abord, puis allant en
augmentant, d'une demi-heure tous les matins après la première
inhalation ; seconde inhalation le soir. — Passer deux heures
avant et deux heures après midi, soit dans la salle de pulvérisation, soit dans les corridors des bains.

Ce traitement produisit ses effets immédiats habituels. Après
chaque bain, le pouls baissait de 10 à 15 pulsations. Les sueurs
diminuèrent journellement. La toux se calma peu à peu et les
crachats devinrent de plus en plus clairs et de moins en moins
abondants. — Vers la fin de la troisième semaine, la sonorité, la
résonnance étaient revenues presque à l'état normal ; le gargouillement et les râles humides étaient remplacés par du râle sec ; la
toux et l'expectoration cessèrent presque complétement, et l'état
général participa à cette prompte amélioration.

Plein d'espérances, M. M. allait prendre ses mesures pour passer tout l'été à Schinznach. Mais il fut subitement rappelé à

Londres, sa présence y étant devenue indispensable par suite
des événements qui se passèrent alors en Italie, où il avait des
intérêts considérables engagés.

Ainsi donc, dans ce fait, l'un des plus graves de la série
que nous possédions, l'effet immédiat du traitement a été iden-
tiquement le même que dans les catarrhes pulmonaires simples.

Cette amélioration sera-t-elle durable ? Nous n'osons l'affir-
mer. Nous n'avons point dissimulé nos doutes au malade lui-
même, si surtout il ne se hâtait pas d'aller passer son hiver
sous un ciel autre que celui de son pays. Car les résultats sur-
prenants qu'on obtient en pareils cas dans telle ou telle station
thermale ne sont le plus souvent qu'un temps d'arrêt, que les
soins consécutifs peuvent rendre permanent, prolonger ou
abréger, selon une foule de circonstances, parmi lesquelles,
l'hygiène joue nécessairement le rôle le plus important.

Puisque nous voici en présence de la grave question de la
curabilité de la phthisie pulmonaire, nous ne la passerons
point sous silence. Toutefois, pour ne pas nous écarter de
notre sujet, nous l'envisagerons particulièrement dans ses af-
férences avec la médication sulfuro-thermale.

On sait que Bayle et Laënnec regardent la phthisie tuberculeuse comme incurable, avec possibilité d'une très-longue pro-
longation de la maladie. Laënnec cependant établit cette distinction : «Si, dit-il, l'idée de la possibilité de guérir la
phthisie au premier degré est une illusion, un assez grand
nombre de faits prouvent que dans quelques cas un malade
peut guérir après avoir eu dans les poumons des tubercules
qui se sont ramollis et ont formé une cavité ulcéreuse.» Les
recherches les plus récentes n'ont nullement infirmé les prin-
cipes posés par l'illustre observateur. Il n'y a pas de praticien
un peu avancé dans la carrière qui ne possède quelques faits
de cette nature. C'est, en effet, dans cette période de ramollissement que l'intervention de l'art, jusqu'alors impuissante,
devient quelquefois efficace. Au moment où la maladie paraît

prendre une recrudescence alarmante, où tout semble perdu, une crise salutaire s'opère, un travail réparateur s'accomplit et tout cède aux moyens appropriés.

Or, parmi les agents divers que la thérapeutique peut, en ce moment propice, mettre en jeu, la médication hydro-thermale doit être placée au premier rang, comme réunissant le plus de conditions propres à seconder les efforts de la nature.

Quel est son mode d'action? Nous ne dirons pas, avec M. Dufresse de Chassaigne[1], que l'eau sulfurée a pour effet de décomposer la matière tuberculeuse contenue dans le sang et déposée dans le poumon; ni, avec Vogler[2], que les eaux d'Ems, par leurs propriétés altérantes et fondantes, sont propres à amener la dissolution et la résorption de la matière tuberculeuse; ni, avec M. Daralde[3], parlant des Eaux-Bonnes, « qu'elles ont une action stimulante sur les fonctions générales et une action substitutrice locale se concentrant particulièrement sur les affections des organes thoraciques, qui leur donnent un caractère de *spécificité* qu'on ne rencontre dans aucune autre source. » — Ce qui est à la fois plus vague et plus hardi.

C'est vraiment s'abuser étrangement que de prétendre : que l'on puisse en vingt et un jours supprimer la diathèse la plus envahissante, la plus pénétrante et la plus destructive, ainsi que son produit. Non, dans l'état actuel de la science, nul agent n'a de prise ni sur la formation ni sur la destruction du tubercule. Mais, ainsi que nous venons de le dire, si, à l'état de crudité, celui-ci échappe à tous nos moyens, lorsqu'au contraire il donne des signes de ramollissement, on peut quelquefois en obtenir l'élimination et favoriser en même temps le travail cicatriciel de la caverne.

C'est précisément pour obtenir ce double résultat que la médication sulfuro-thermale offre un auxiliaire puissant. Le

---

[1] Dufresse, *Guide des malades aux eaux de Bagnols.*

[2] Vogler, *De l'usage des eaux d'Ems.*

[3] James, *Guide aux eaux minérales.*

plus souvent elle hâte, si elle ne provoque cette élimination, en agissant sur le parenchyme pulmonaire, par la modification qu'elle imprime à ses productions pathologiques, de quelque nature qu'elles fussent.

Tel nous paraît être spécialement le mode d'action de la médication sulfuro-thermale, et tel aussi son rôle véritable. Les faits que nous venons d'exposer prouvent suffisamment avec quels succès l'eau thermale sulfurée de Schinznach remplit ce dernier.

Maintenant n'est-on pas en droit de se demander : Comment cette station de Schinznach, si connue pour ses cures dans les maladies de la peau, l'est-elle si peu pour celles des affections pulmonaires? Pourquoi ce silence des écrits spéciaux sur ce sujet? Patissier, auteur classique, n'en dit rien. Ceux qui l'ont suivi, pas davantage. Enfin, le dernier venu et qui les résume tous, le *Dictionnaire général des eaux minérales*, dans un excellent article d'ailleurs sur Schinznach, y fait peut-être bien allusion lorsqu'il dit[1]: «La station de Schinznach se recommande dans la classe des eaux sulfurées par une composition exceptionnelle et qui, à l'étranger particulièrement, lui a créé des attributions qu'on chercherait en vain près d'autres sources. Il est même vraisemblable *que son cercle d'application devra s'étendre par la suite.*» Et plus loin, à propos de notre source auxiliaire de Wildegg : «Il est à présumer que l'expérience développera encore ses attributions[2].»

Pourquoi ces réserves? pourquoi pas un mot touchant la question qui nous occupe? — La raison en est bien simple. C'est que l'emploi de l'eau de Schinznach dans les affections respiratoires est de date relativement récente. Ce n'est en effet que dans ces dernières années que l'attention du public médical s'est portée de ce côté.

---

[1] Durand-Fardel et Le Bret, *Dictionnaire général des eaux minérales*, t. II, p. 759. Paris 1860.

[2] *Loc. cit.*, p. 914.

L'administration nouvelle, guidée par l'analogie, a compris qu'il était temps enfin de sortir de l'ornière, de rompre avec les vieux errements et de soumettre les vieux préjugés locaux au contrôle de l'épreuve clinique. Les fantômes s'évanouirent bientôt devant la réalité des faits. Encouragée par les premiers succès, elle s'empressa de compléter son système hydriatrique en l'appropriant à sa destination nouvelle. Des salles d'inhalation et de pulvérisation y furent promptement installées, ainsi que tous les appareils usités dans les stations particulièrement réputées pour le traitement des maladies de poitrine.

Les cures se généralisant, les succès se multipliant, le silence n'était plus possible.

Aussi, dans un ouvrage du docteur Hemmann, paru en 1865, est-il enfin question pour la première fois des maladies chroniques des organes respiratoires. Nous ne pouvons nous dispenser de rapporter ici ce qu'il y a de plus saillant dans ce premier témoignage de notre honorable collègue : « Jusqu'à présent, les maladies des poumons ont été rangées, pour la plupart, dans les contre-indications de l'application des eaux thermales de Schinznach ; mais je crois que c'est à tort. » Et ailleurs : «Dans le catarrhe chronique des poumons, l'emphysème (sans maladie du cœur), la bronchiectasie, l'asthme, Schinznach rend de bons services en augmentant la sécrétion des poumons[1].» Il ajoute, il est vrai, p. 62 : « La bronchite, la tuberculisation des poumons, l'empyème ne doivent pas être traités par ces eaux. »

A la même époque, le docteur Aimé Robert publiait une Notice[2] sur le même sujet, où, dans l'intérêt surtout des populations de la Suisse et de l'Est de la France, il insiste vivement et longuement sur l'utilité des eaux de Schinznach dans les affections des voies respiratoires.

---

[1] Docteur Hemmann, *Les sources minérales de Schinznach et de Wildegg*, p. 59 et 92. Genève. Paris 1865.

[2] *Notice sur les eaux thermales sulfurées de Schinznach.* Strasbourg 1865.

Mais, à ces assertions, il fallait des faits à l'appui. C'est à nous qu'incombait cette tâche. Nous la remplissons avec d'autant plus d'empressement, qu'elle répond à l'appel et aux vœux de plusieurs de nos confrères les plus distingués.

Ainsi le docteur Druhen, professeur à l'Ecole de médecine de Besançon, en nous adressant son malade, M. T. (obs. IV, p. 19), nous écrit ceci : «J'ai lu avec un vif intérêt les travaux publiés sur les eaux de Schinznach, et j'ai reconnu qu'on avait parfaitement raison *d'assimiler ces sources à celles des Pyrénées* pour le traitement des affections de poitrine. Je serais particulièrement heureux pour notre Franche-Comté qu'une longue expérience vînt à cet égard confirmer les prévisions de la théorie. Ce serait un grand avantage pour nos clients, de rencontrer en Suisse, et à une distance si rapprochée de nous, les avantages qu'ils ont l'habitude d'aller chercher au loin et au prix d'un voyage long, pénible et très-dispendieux.» — Ces considérations ne s'appliquent-elles pas avec non moins d'à propos et de justesse à l'Alsace, à la Lorraine, à la Champagne, à la Bourgogne, à tout le nord-est de la France, en un mot?

Quant à l'expérience, elle se fait, elle est faite. Et pour ne pas être encore bien longue, elle n'est pas moins péremptoire et décisive. *Non numerandæ sed perpendendæ.*

Une dernière observation : Le climat de la Suisse peut-il convenir aux malades affectés de lésions des voies respiratoires?

Chacun sait que la Suisse, comme toute contrée alpine, offre un climat très-variable. D'un canton à un autre et sous la même latitude, il présente dans certaines régions des différences extrêmes suivant les combinaisons diverses de ses éléments constitutifs. Il ne saurait donc être question ici du climat de la contrée, mais de celui de la localité qui nous occupe. Ce qui nous importe, c'est l'altitude de cette dernière, sa température, son exposition ou orientation. Eh bien! sous ce triple rapport, la station de Schinznach se trouve placée assurément dans les conditions les plus favorables.

On a vu que cette station n'est point située sur l'un des hauts plateaux des Alpes, mais à l'extrémité sud-nord d'un chaînon du Jura, dans la large et belle vallée de l'Aar inférieur, faisant partie elle-même du bassin du Haut-Rhin, à une altitude, non pas, comme le dit par erreur le *Dictionnaire général des eaux minérales*, de 1100, mais de 315 mètres. La température y est douce, égale, sans changements brusques; sa moyenne est de 17 degrés centigrades.

Voilà pour le climat proprement dit.

Quant à l'exposition des thermes, elle est des plus heureuses. Le principal corps de bâtiment, en hémicycle, ainsi que la vaste galerie couverte servant en tout temps de lieu de réunion, sont orientés au levant. Tout y est disposé de telle manière que le malade puisse toujours passer de son cabinet de bain ou de douche, de la salle d'inhalation ou de pulvérisation à son appartement, *à couvert,* sans jamais s'exposer aux influences atmosphériques extérieures, abrité qu'il est par les corridors et les galeries couvertes qui relient toutes les parties de l'édifice.

C'est là où les aphones et les asthmatiques, les catarrheux et les tuberculeux aiment à passer de longues heures, pour humer le gaz sulfhydrique circulant partout en proportion et à dose convenables, et où, disent-ils, ils sentent leur poitrine se dilater.

Si à ces *circumfusa* l'on ajoute les choses de l'hygiène d'un autre ordre et qui ont bien aussi leur importance, telles qu'un régime sain, abondant et varié; une vie calme et paisible au sein d'une nature pleine de sérénité et de charme; des distractions agréables et attrayantes sans émotions violentes, sans bruit ni fatigue; enfin, des excursions rapides, commodes et faciles, vers les magnifiques sites alpestres du voisinage, on trouvera, nous n'en doutons pas, que la station de Schinznach réunit les conditions les plus favorables pour combattre certaines affections qui, en débilitant, en relâchant tous les ressorts de l'organisme, livrent souvent l'âme aux plus sombres et aux plus cruelles préoccupations.

Conclusions.

1° Les eaux thermales sulfurées de Schinznach ne sont pas indiquées uniquement et exclusivement dans les maladies herpétiques.

2° Elles sont indiquées également dans les affections des voies respiratoires de diathèses diverses, au même titre et avec le même succès que celles des Pyrénées et autres.

3° Elles sont impuissantes contre la diathèse tuberculeuse et son produit. Toutefois, dans la phthisie pulmonaire au deuxième degré, seule période de curabilité possible, l'emploi de l'eau de Schinznach peut aider efficacement l'élimination de la matière tuberculeuse, ainsi que le travail réparateur du parenchyme pulmonaire.

4° Le climat de la station de Schinznach est celui de l'Est de la France.

5° L'orientation, les aménagements intérieurs des thermes et toutes les autres conditions hygiéniques sont parfaitement appropriés au traitement des affections des voies respiratoires.

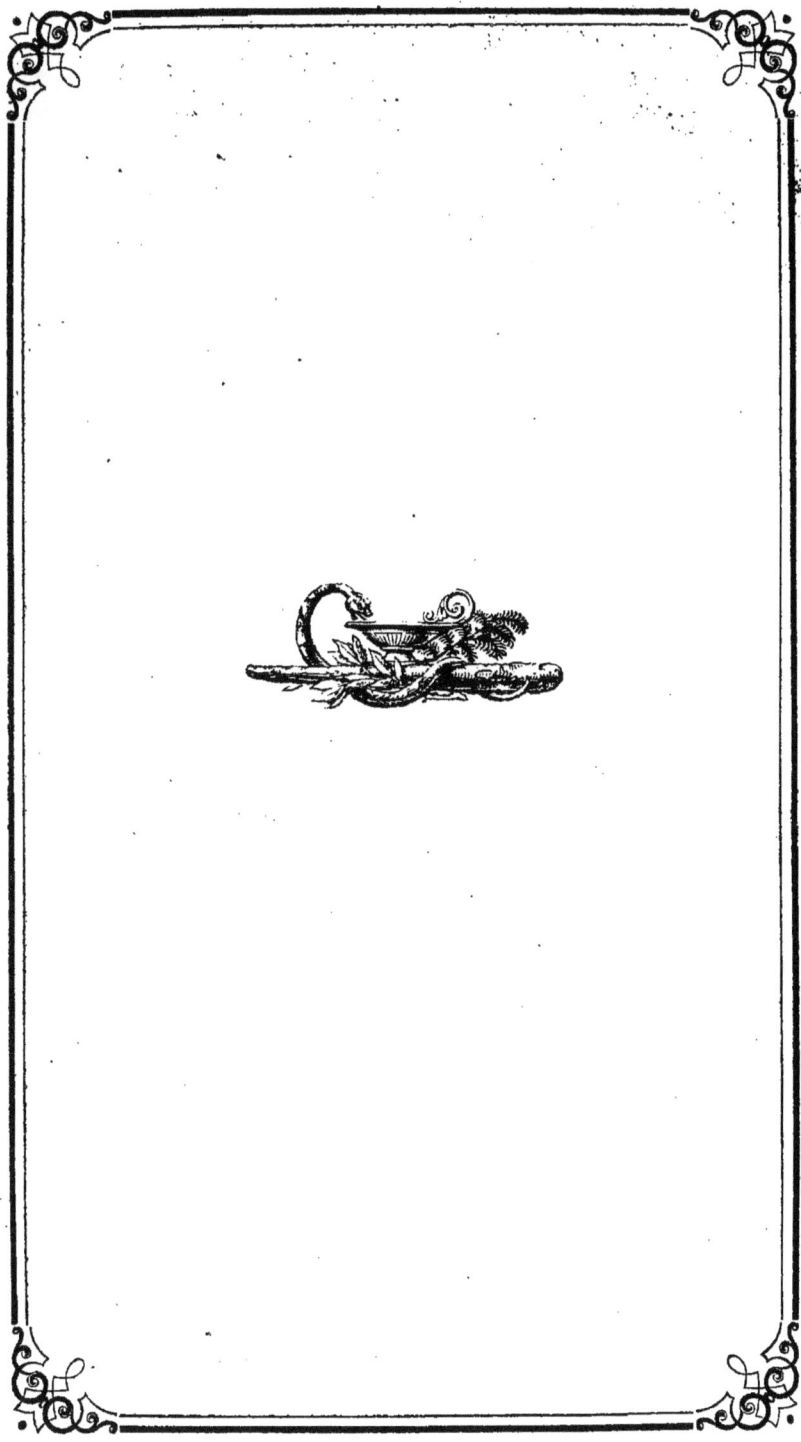

www.ingramcontent.com/pod-product-compliance
Lightning Source LLC
Chambersburg PA
CBHW060504210326
41520CB00015B/4093